AF315332

RELATION MÉDICALE

PAR LA FOUDRE

le 13 juillet 1869

AU PONT DU RHIN, PRÈS DE STRASBOURG,

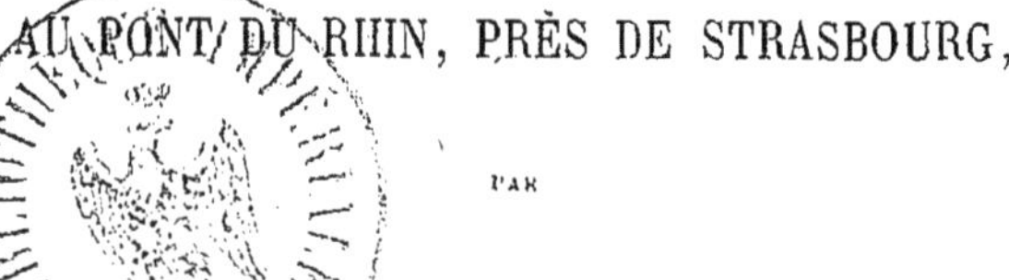

PAR

G. TOURDES

PROFESSEUR A LA FACULTÉ DE MÉDECINE.

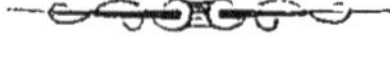

PARIS

J. B. BAILLIÈRE et FILS

LIBRAIRES DE L'ACADÉMIE IMPÉRIALE DE MÉDECINE

rue Hautefeuille, 19, près le boulevard Saint-Germain.

STRASBOURG

TREUTTEL et WURTZ, libraires, Grand'rue.

1869.

RELATION MÉDICALE

DE L'ACCIDENT OCCASIONNÉ

PAR LA FOUDRE

le 13 juillet 1869

AU PONT DU RHIN, PRÈS DE STRASBOURG.

Le mardi 13 juillet 1869, vers 7 heures du soir, la foudre est tombée sur la rive française, à quelques mètres du pont de bateaux jeté sur le Rhin, près de Kehl. Trois militaires du poste, appartenant au 96e de ligne, ont été atteints par la foudre; deux d'entre eux ont succombé, le troisième a survécu; plusieurs personnes, sur les deux rives du fleuve, ont ressenti plus ou moins les effets du fluide électrique. Ce sont les détails de ce fait et la relation des deux autopsies, que j'ai pratiquées avec MM. les docteurs Bouchard, Beaunis et Lereboullet, médecins attachés à l'École de médecine militaire, en présence de plusieurs de nos confrères et de nos élèves, qui font l'objet de ce travail[1].

1º L'ORAGE.

Après plusieurs jours très-chauds et sans pluie, et une journée étouffante, un orage venant de l'ouest passe, dans l'après-midi du 13 juillet, sur la ville de Strasbourg.

Voici la marche de cet orage, constatée à Strasbourg par M. Hepp, pharmacien en chef des hospices; l'hôpital civil se trouve en ligne droite à 3360 mètres du pont du Rhin :

Le 12 juillet, à 7 heures du matin, le baromètre était encore à 755mm,35; il avait été la veille à 759; le 13 au matin,

---

[1] La relation de ces faits a été envoyée à l'Académie des sciences (voy. compte rendu de la séance du 19 juillet).

il est descendu à 751,52. Une baisse graduelle s'opère tout ce jour; à 9 heures, on constate 750,84 ; à midi, 749,32; à 3 heures, 748,28; à 7 heures, pendant l'orage, 747,12; à 9 heures du soir, le baromètre s'est relevé à 749,01, et le lendemain 14, il était à 755. La température avait été de 18°,2 à 7 heures du matin, 19°,08 à 9 heures, 27°,02 à midi, 29°,07 à 3 heures, et puis 30°, maximum du jour; à 6 heures, le thermomètre était à 27°,9 ; pendant l'orage, à 23°,04; il marquait 20,04 à 9 heures du soir. L'ozone, de 3°, à 7 heures du matin, était monté à 6°, à 7 heures du soir. La tension de la vapeur et l'humidité relative, constatées au psychromètre, étaient 12,19 et 78 à 7 heures du matin, 15,13 et 49 à 3 heures, 14,80 et 53 à 6 heures, 13,91 et 78 à 9 heures du soir.

A 5 h. 15 m., premiers coups de tonnerre, le ciel est couvert au sud-ouest; à 6 h. 15, nuages de l'ouest à l'est, tonnerre lointain; à 6 h. 25 m., éclair et tonnerre, avec 16 secondes d'intervalle entre la lumière et le bruit; un peu de pluie; à 6 h. 28, éclair et tonnerre, intervalles de 28 et de 36″; plusieurs orages à la fois. A 6 h. 29, coup violent avec éclair, à 4″ de distance; 6 h. 32, bourrasque; 6 h. 33, éclairs et tonnerre, 7″ d'intervalle; 6 h. 34, éclairs et tonnerre, à 8 et 14″ de distance; 6 h. 35, éclair à 27″; 6 h. 36, distance de 7″; 6 h. 38, intervalle de 20; 6 h. 42, 40″; 6 h. 43, 20″; 6 h. 44, 12 et 30″ d'intervalle; 6 h. 45, fort coup de tonnerre, 14 secondes après l'éclair; la pluie a cessé ; à 6 h. 46, nouvel éclair avec 30″ d'intervalle. A 6 h. 47, vent du nord; 6 h. 50, fort coup de tonnerre et éclair, intervalle de 17″; ciel couvert NO; les nuages du sud-ouest se désunissent; 6 h. 51, coup de tonnerre, 11″ après l'éclair : 6 h. 55 et 6 h. 59 m., 14″; 6 h. 57, vent du sud; 6 h. 59, vent ESO. A 7 h. 1 m., le vent augmente, éclairs à 15″; 7 h. 3, le ciel s'éclaircit, bourrasque; 7 h. 7, éclair et tonnerre, à 12″ d'intervalle; 7 h. 12, fort éclair; 7 h. 17, éclairs et tonnerre; l'orage se dissipe et s'éloigne, en se dirigeant vers la Forêt-Noire. A 7 h. 25 m., encore un peu de pluie; il n'en est tombé, pendant cet orage, que 1ᵐᵐ,01.

En résumé, à 5 h. 15 m., l'orage commence, venant du sud-ouest; il cesse à 7 h. et se dissipe en se dirigeant vers la Forêt-Noire. C'est un orage presque sec; très-peu de pluie; il n'en est tombé que 1ᵐᵐ,01. Les éclairs ont été nombreux et considérables, sillonnant le ciel au sud-est de Strasbourg. Le tonnerre a roulé avec une grande violence; plusieurs coups secs ont fait croire à diverses fulgurations. Les intervalles entre l'éclair et le tonnerre ont varié entre 4, 7, 14, 17, 16 et 36 secondes.

. Quel est le coup de foudre qui a causé l'accident du pont de Kehl? Les témoins de cette scène effrayante ne s'accordent pas sur l'heure précise : les uns disent 6 heures et demie, les autres 7 heures moins un quart, d'autres 7 heures passés. En consultant l'histoire de l'orage, retracée à l'hôpital de Strasbourg, à 3660 mètres du pont de Kehl, et en admettant, pour la vitesse du son, $337^m,2$ par seconde, à 10°, plus $0^m,626$ par degré d'accroissement de chaleur (*Annuaire des longitudes*, 1869, p. 422), la température au moment de l'orage étant 23°,4, chaque seconde d'intervalle entre l'éclair et le tonnerre représenterait un éloignement de $345^m,58$; on assignerait les distances suivantes aux différents coups de foudre :

Heures. h. min.	Intervalles entre l'éclair et le tonnerre.	Distance.
6 25	16 secondes.	$5,529^m$
6 28	36 »	12,440
6 29	4 »	1,382
6 30	16 »	5,529
6 33	7 »	2,419
6 34	14 »	4,338
6 35	27 »	9,336
6 36	7 »	2,419
6 38	20 »	6,911
6 42	40 »	13,822
6 43	20 »	6,911
6 44	**12** »	**4,146**
6 45	14 »	4,838
6 46	30 »	10,367
6 50	17 »	5,874
6 51	**11** »	**3,801**
6 55	14 »	4,838
6 59	14 »	4,838
7 01	15 »	5,183
7 07	**12** »	**4,146**

Ce sont les distances voisines de 4 kilomètres qui correspondent au lieu de l'accident; 6 h. 44, 6 h. 51, 7 h. 7 sont donc les heures probables.

Les éclairs sillonnaient le ciel; le coup dè foudre paraît avoir eu la forme d'un sillon, peut-être avec des étincelles; on n'a point parlé de globe ni de boule de feu.

Deux soldats du 96e, Pagès, âgé de 30 ans, Tournié, de 24 ans, faisant partie du poste du pont de Kehl, avaient transporté un banc de bois sous un des marronniers qui bordent la route, à une petite distance du fleuve. Ils y étaient assis depuis quelque temps, abrités de la pluie, qui d'ailleurs tombait peu, lorsqu'un caporal du même régiment, Vernière, âgé de 21 ans, vers 6 heures et demie du soir, vient s'asseoir à côté d'eux; quelques moments après, la foudre tombe sur ce groupe d'hommes avec un bruit formidable, et les précipite à terre tous les trois. L'un d'eux, Pagès, meurt sur le coup; le second, Tournié, expire au bout de peu d'instants; il ne donne que quelques signes de vie; le troisième, le caporal Vernière, revient bientôt à lui et n'est pas dans un état inquiétant. Un médecin de Kehl et les assistants ont donné avec empressement aux deux victimes des soins restés inutiles. Un douanier, qui était debout à quelques pas devant les militaires, tombe en même temps qu'eux, mais il se relève sans avoir éprouvé aucun mal. Sur la rive française, à 150 mètres environ du lieu de l'accident, un jeune homme tombe avec son chien, et sur la rive droite, en face et près du fleuve, deux ou trois personnes s'affaissent aussi, et, comme les premières, se relèvent sans lésion.

2° LES LOCALITÉS.

Nous nous sommes transporté avec M. Hepp au pont de Kehl, le lendemain de l'accident.

Les distances ici étaient importantes à relever; en effet, la foudre a frappé l'arbre à proximité d'un paratonnerre, au voisinage d'un fleuve et de grandes masses métalliques formées par le pont du chemin de fer sur le Rhin.

M. Faller, conducteur principal des ponts-et-chaussées, en résidence au pont du Rhin, a bien voulu mesurer toutes les distances; il a fait un plan figuratif du lieu de l'accident et de ses alentours, plan qui a été adressé, avec ce Mémoire, à l'Académie des sciences.

L'*arbre* sous lequel les militaires étaient placés est le quatrième, à droite, en venant du pont du Rhin. C'est un marronnier d'une hauteur médiocre, 10 mètres environ ; les deux arbres voisins ont 7 ou 8 mètres ; sous le rapport de la végétation, ces trois arbres ne présentent point de différences et sont également vigoureux.

L'arbre frappé par la foudre est à 34 mètres de la Douane française, qui est pourvue d'un paratonnerre, et qui, par son élévation et sa situation sur le haut de la route, domine la rangée d'arbres. Le marronnier est à 61 mètres du paratonnerre, à 54 mètres du Rhin et à 160 mètres du grand pont métallique qui donne passage au chemin de fer. En face se trouve le péage, qui en est séparé par la largeur de la route et qui est un bâtiment assez élevé.

Les arbres sont très-rapprochés les uns des autres ; leurs feuillages se touchent. L'arbre sous lequel étaient les soldats a été à peine atteint par la foudre ; au sommet, quelques feuilles sont froissées, séchées, un peu jaunies. Le tronc n'offre aucune lésion ; mais au pied de l'arbre, en arrière, à ras de terre, on remarque sur l'écorce une trace noire et carbonisée, qui dépasse à peine l'écorce et s'étend sur une largeur de 4 à 5 centimètres. La terre en cet endroit est noire, et ses matières organiques sont carbonisées. Nous avons enlevé, pour l'examiner, un peu de ce charbon, de manière à n'avoir aucun doute sur le fait de la combustion.

Devant cette empreinte il y a dans la terre un trou en entonnoir, d'une profondeur de 3 à 4 centimètres et d'un diamètre de 7 à 8 ; les petites racines qui s'y trouvent ne sont pas brûlées ; en creusant la terre, on n'y trouve ni fulgurites ni autres traces de l'action de la foudre. Ce trou avait déjà été agrandi par des explorations ; avait-il été formé par la foudre ? On peut le supposer, sans en avoir la certitude.

La foudre a donc été des feuilles au pied de l'arbre, en traversant les victimes, sans atteindre le tronc.

Comment le quatrième marronnier a-t-il été choisi par la foudre ? Il est un peu plus élevé que les deux arbres voisins, mais non le plus haut de la rangée. C'est sans doute la présence même des trois militaires, portant des objets métalliques, plaques au schako, cocardes et fourreaux de sabre, qui a déterminé la décharge électrique.

On remarquera que cet arbre d'une médiocre hauteur a été frappé à une petite distance d'un édifice muni d'un paratonnerre, d'un pont métallique et d'un fleuve et en face d'une maison assez élevée.

Le banc placé sous l'arbre est un banc mobile, provenant du poste; il a 1ᵐ,55 de longueur; il est en bois dur et très-épais; il ne présentait aucune trace de l'action de la foudre. Nous ferons remarquer que les trois militaires assis sur le banc ont eu des lésions au scrotum: ceux qui sont morts présentaient des empreintes parcheminées, le survivant une contusion sans signes physiques, mais accompagnée de douleurs qui ont persisté pendant quelques jours.

Les localités n'ont donc offert que de faibles vestiges de l'action de la foudre; c'est sur les hommes que se trouvent les traces violentes de son action. Les traces présentées par les arbres foudroyés sont extrêmement variables; elles sont sans doute plus profondes lorsque aucun objet placé sous l'arbre n'a détourné le courant. Ainsi un peuplier atteint par la foudre, il y a peu d'années, devant la porte de Pierres, offrait une large fente à cassure blanche; les effets mécaniques dominaient; c'est à peine si l'on observait sur les bords de la déchirure quelques indices de combustion.

Nous examinerons successivement les personnes influencées au loin, l'homme foudroyé qui a survécu et les deux victimes.

3° LES EFFETS A DISTANCE.

Sur la rive droite du Rhin, dans un établissement de bains situé sur le fleuve à 300 mètres environ du lieu foudroyé, un honorable négociant de Strasbourg a éprouvé une vive commotion au moment du coup; il nous a déclaré qu'il avait ressenti à la nuque une forte pression, qui l'avait poussé et incliné vers le sol; l'atmosphère du côté du pont lui semblait en feu, et il a senti une forte odeur de soufre.

On nous a rapporté que deux ou trois autres personnes étaient tombées ou s'étaient affaissées en même temps, mais qu'elles s'étaient relevées sans blessures; elles affirmaient avoir aussi perçu l'odeur d'ozone; des témoins sur cette rive placent plutôt après qu'avant 7 heures le moment du coup.

Sur la rive gauche, en deçà du chemin de fer, à 150 mètres environ du pont du Rhin, un jeune avocat, qui pêchait, s'éloigna des arbres par prudence; tout à coup il entend la détonation de la foudre et il tombe sur le côté; son chien, qui était en avant, à sept ou huit pas, tombe en même temps, puis se relève et s'enfuit, en donnant les signes de la plus violente terreur. Le jeune homme, qui nous a donné ces détails, a éprouvé un malaise assez grand, de la faiblesse, des bourdonnements d'oreille, une insomnie la première nuit, et une perte d'appétit qui s'est prolongée pendant deux ou trois jours.

La sentinelle placée près du poste, à une trentaine de pas du marronnier, a éprouvé une vive secousse; cet homme ne rend pas exactement compte des effets lumineux qu'il a perçus; il a ressenti un malaise général, qui n'était pas encore entièrement dissipé le 17 juillet, jour où il a été de nouveau appelé à l'infirmerie par M. le docteur Levy, médecin-major; quelques soldats du poste ont aussi éprouvé des commotions.

Le douanier, plus près encore des victimes, à quelques pas, est tombé comme elles sur le coup. Mais il s'est relevé aussitôt sans avoir éprouvé aucun mal; il a reçu au visage et à la main quelques éclats provenant du schako des foudroyés; les chocs légers n'ont laissé aucune trace. Le douanier n'a pas interrompu son service, et, quoique d'une constitution assez délicate, il n'a pas présenté de phénomène morbide.

Les effets lointains ne peuvent être le résultat de la terreur; il est plus naturel de les attribuer à un choc en retour.

4° LE MILITAIRE QUI A SURVÉCU.

Le caporal Vernière est venu s'asseoir, un peu avant le coup de foudre, sur le banc, à côté de ses camarades; il était à l'extrémité de ce banc, du côté du Rhin; il croit que Pagès était placé à côté de lui et que Tournié se trouvait à l'autre extrémité; mais il n'en est pas absolument sûr.

Vernière a été renversé tout à coup, sans savoir comment, sans avoir entendu le bruit de la foudre; il est revenu à lui très-promptement et il s'est vu étendu par terre, à côté de ses deux camarades; il ne savait pas qu'il était foudroyé; il a cru d'abord que des cartouches oubliées dans sa giberne avaient éclaté par accident.

Il était oppressé, il avait mal à la tête et ressentait des bourdonnements d'oreille ; il souffrait de la cuisse et du scrotum ; ces douleurs étaient celles de contusions et de brûlures ; on n'a observé aucune trace de paralysie.

La première nuit qui a suivi l'accident a été sans sommeil ; pendant la seconde il y a eu des rêves fatigants, dont la nature n'a pas été précisée.

Vernière s'est plaint surtout de douleurs dans la cuisse droite, dans les reins et dans les testicules. Quatre jours après, le 17 juillet, il ressentait encore ces douleurs, qui d'ailleurs étaient fort tolérables. Il éprouvait encore par moments des bourdonnements d'oreille et sa vue était fatiguée. L'appétit manquait depuis l'accident. Il s'est levé déjà, mais il préfère garder le lit. C'est un homme de 21 ans, d'une bonne constitution ; son état n'a rien de grave.

Le *pantalon* n'a qu'une ouverture, un trou irrégulier de 0^m,02 au milieu de la fesse gauche. Le *soulier* gauche offre en dehors et en avant une déchirure longue de 0^m,03, un peu roussie. Le pantalon renfermait dans sa poche droite un *couteau*, dont le manche de cuivre porte en deux endroits des traces de l'action de la foudre. Le *fourreau de sabre* présente des traces semblables. Nous décrirons ces objets avec les armes des autres victimes.

Les cheveux n'ont pas été brûlés ; la tête et la poitrine n'offrent aucune lésion.

Toutes les traces de la foudre se trouvent à la partie inférieure du tronc.

La cuisse droite présente à sa face externe deux contusions bleuâtres, à quelques centimètres de distance l'une de l'autre, au tiers supérieur et au tiers inférieur de cette région ; il n'y a point de brûlure ni d'altération de l'épiderme, mais simple trace bleue ; ce sont ces contusions qui font surtout souffrir le blessé.

On observe aux lombes un sillon parcheminé demi-circulaire et à peu près horizontal, qui part de la fosse iliaque externe droite et se relève aux lombes, pour redescendre ensuite jusqu'au niveau de la fesse gauche ; sa longueur est d'environ 48 centimètres, 23 en montant, 15 en descendant. C'est une trace brunâtre sèche, superficielle, avec épiderme desséché et brûlé, d'une largeur variable de 2 à 4 centimètres et laissant une eschare plus profonde à la fesse gauche.

On ne voit rien au scrotum; les poils n'y sont pas brûlés, mais le scrotum a été un peu gonflé; les testicules ont été douloureux et le sont encore; le blessé dit avoir eu dans les premiers temps la sensation d'une raie douloureuse le long du pubis.

Vernière est un jeune homme de 21 ans; son moral n'a pas été ébranlé; l'état de cet homme n'est pas grave et tout indique une guérison prochaine. Le 30 juillet, il a quitté l'infirmerie; mais il s'y est encore présenté deux fois, après des orages, se plaignant du retour de ses douleurs. Il faisait son service et était guéri de ses brûlures; il avait même pris des bains froids. On croyait autrefois que les brûlures produites par la foudre guérissaient plus difficilement que les autres. Nous avons vu un homme qui, quinze mois après avoir été frappé de la foudre, portait encore à l'abdomen une large plaie non cicatrisée; mais cette lenteur de la guérison dépend de l'étendue de la lésion et non de la spécialité de sa cause. Au milieu du mois d'août, Vernière, bien remis, a été envoyé en convalescence dans son pays, méritant bien cette faveur, après avoir échappé à une si terrible aventure.

5° LES VÊTEMENTS DES VICTIMES.

L'examen des vêtements offre ici de l'importance pour faire connaître la direction de la foudre et la nature de ses effets; la direction a été de haut en bas, et les effets sont de deux ordres, mécaniques et calorifiques; ce sont des brûlures et des déchirures.

Chez le militaire qui a survécu, le pantalon seul offre une ouverture; mais les vêtements des deux hommes qui ont succombé présentent les plus graves désordres et la trace évidente de l'action de la foudre.

Vêtements de Pagès. Le schako. Tout autour de l'arbre on voyait encore éparpillés le lendemain les débris du pompon et de la cravatte de Pagès, qui avaient été réduits en lambeaux (*Courrier du Bas-Rhin* du 14 juillet). Le pompon déchiré a été retrouvé.

On n'a ramassé qu'une seule plaque de schako ; elle est peu altérée et n'offre que des bosselures.

La visière du schako est déchirée à gauche, à sa jonction avec le corps de la coiffure ; c'est un petit trou irrégulier, mais qui ne traverse pas toute l'épaisseur du cuir ; la visière présente au dehors une éraillure correspondant au trou de la face supérieure.

La tunique. Sur l'épaule gauche on voit un trou irrégulier avec arrachement du bouton de l'épaulette ; ce bouton n'a pas été retrouvé ; les bords de cette ouverture paraissent brûlés.

Sur la manche gauche existent deux trous, l'un grand, irrégulier, quadrangulaire, à bords brûlés ; un peu au-dessous, un large sillon roussi, aboutissant à une autre petite ouverture irrégulière de 1 1/2 centimètre.

Un troisième trou avec brûlure, assez large et irrégulier, occupe à gauche le devant de la tunique. Les boutons sont intacts.

La chemise présente à gauche des trous brûlés qui correspondent à ceux de la tunique au bras et à la poitrine, mais non à la déchirure de l'épaule.

Les déchirures sont dans l'ordre suivant de haut en bas : épaule, poitrine et bras.

Rien aux pantalons ; chaussures, non représentées ; on dit qu'il y avait une déchirure au soulier gauche.

Ainsi, sur les vêtements de Pagès, toutes les lésions sont à gauche ; elles consistent en sillons, en déchirures et en brûlures.

Vêtements de Tournié. Le pompon a été déchiré ; non retrouvé. Il en est de même de la plaque.

La cocarde en fer-blanc a changé de couleur : de tricolore elle est devenue blanche ; le rouge et le bleu ont presque entièrement disparu, il n'en reste que des vestiges ; on voit la couleur blanche du fer-blanc. Cette cocarde est déformée et arrachée ; un de ses bords est un peu déchiré.

La visière est percée de part en part, à gauche, contre le chapeau ; c'est un trou de quelques millimètres de diamètre ; il correspond comme situation au bord inférieur gauche de la plaque de cuivre qui est à la face antérieure du schako ; ce trou fait suite à la foudre que tient entre ses griffes l'aigle placée sur la plaque ; on s'assure de cette situation en mettant une autre plaque en position sur le schako.

Le tuyau du schako offre à gauche un sillon rayé, à peine roussi, qu'on remarque par comparaison avec l'autre côté du schako, qui a son aspect normal.

L'épaulette droite a quelques franges brûlées; le bouton qui qui la retient offre un point brunâtre, qui lui donne l'apparence d'un bouton chauffé.

On observe sur le devant de la tunique et à la manche droite une légère empreinte roussie.

La jambe droite du *pantalon* présente une usure et une petite ouverture correspondant à une lésion de la peau; la jambe gauche du pantalou a une ouverture avec brûlure.

Le *soulier droit* offre des lésions caractéristiques : il est brûlé à sa pointe et est déchiré à son bord interne et en avant; 15 clous ont été arrachés à la semelle et manquent. Le soulier gauche est tout à fait intact; il n'y manque aucun clou.

Ainsi, chez Tournié les lésions principales des vêtements sont du côté droit; le schako et le soulier offrent surtout les traces caractéristiques de la foudre.

La preuve de la fulguration, abstraction faite de tout commémoratif, eût résulté de l'examen des vêtements; les sillons, les déchirures et les brûlures qui coïncidaient ou alternaient, les trous des schakos, l'altération des plaques et cocardes, l'état caractéristique de la chaussure démontraient la fulguration.

On remarquera que toutes les déchirures ne sont pas accompagnées de brûlures, et inversement que certaines brûlures existent sans solution de continuité; la foudre, marchant de haut en bas, a sillonné le côté gauche de l'un des militaires et le côté droit de l'autre.

7° LES ARMES ET LES OBJETS MÉTALLIQUES.

Les trois soldats avaient leurs fourreaux de sabre en tôle d'acier; les sabres étaient déposés au poste, adaptés aux fusils.

Ces trois fourreaux ont été marqués par la foudre.

Le fourreau du sabre de Pagès offre quatre empreintes, traces brillantes, vives, rugueuses, mais très-superficielles, d'acier fondu : deux à la face interne, et deux, 10 centimètres plus bas, à la face externe; ces empreintes ont environ un centimètre d'étendue.

Le fourreau de Tournié présente trois traces de foudre, l'une en haut, au bord supérieur du fourreau et en avant; puis un petit sillon au milieu, et enfin à la pointe une fusion manifeste et assez étendue; c'est l'altération la plus considérable. L'acier est brillant et rugueux, formant comme un petit lingot irrégulier à la partie postérieure de la pointe du fourreau. Le cuir du porte-sabre n'est point lésé.

Le fourreau du sabre du caporal qui a survécu a aussi été atteint par la foudre. Le fluide a d'abord traversé le cuir du *porte-sabre*; le cuir qui recouvre le haut du fourreau est percé en deux endroits de plusieurs petits trous; ce sont deux ouvertures formées chacune par un certain nombre de trous très-petits. Ces deux groupes sont situés à 5 ou 6 centimètres de distance. Derrière ces trous, le fourreau présente une petite trace d'acier fondu, d'environ un centimètre de longueur, et plus bas une autre petite empreinte analogue.

Le couteau que le caporal Vernière avait dans la poche droite de son pantalon, et qui correspond aux deux contusions de la cuisse droite, offre sur son manche en cuivre, mis à nu par la vétusté, deux empreintes à chacune de ses faces. Le cuivre y est fondu, brillant comme doré et rugueux. Le fluide paraît avoir traversé ce manche en le fondant à ses deux points d'entrée et de sortie, et de là il a pénétré dans la cuisse.

Nous avons ensuite examiné l'état magnétique de ces armes, en les faisant agir sur une boussole, et en les mettant en contact alternativement avec les pôles d'un aimant. MM. les docteurs Dauvée et Levy, médecins-majors du 96e, ont constaté avec nous ces résultats.

Le sabre de Tournié est fortement aimanté; sa pointe attire vivement l'aiguille dirigée vers le nord; la poignée, au contraire, la repousse avec violence. Un des pôles de notre petit aimant (le nord) se suspendait facilement à la poignée; l'autre pôle n'y adhérait pas et l'aimant tombait, et inversement le pôle qui tenait à la poignée n'adhérait pas à la pointe.

Le fourreau de Pagès, qui offrait au contraire les plus fortes marques de fusion, n'était pas aimanté; les deux pôles de l'aimant adhéraient assez bien à chaque bout, et l'aiguille ne paraissait guère plus influencée par la poignée du fourreau que par la pointe.

Nous avons alors examiné d'autres fourreaux de sabre; les

uns semblaient indifférents, d'autres étaient un peu magnétiques. Ainsi, pour deux fourreaux, la poignée attirait l'aiguille, le bout la repoussait faiblement; mais aucun n'appro-
chait des propriétés magnétiques du fourreau de Tournié,
agissant à distance et avec énergie sur l'aiguille, et attirant en
fixant une petite aiguille à coudre, que les autres fourreaux ne
retenaient pas.

Le couteau du caporal a aussi acquis les propriétés d'un
aimant; la pointe attirait vivement l'aiguille, le manche la repoussait, c'était une action très-énergique. Un couteau analogue expérimenté comparativement ne déterminait aucun effet
de ce genre.

Ainsi la foudre a aimanté un des fourreaux de sabre et le
couteau, dont le manche en cuivre offrait des traces de fusion.

Le fourreau qui offre les plus fortes traces de fusion n'a pas
été aimanté ou l'est à peine.

6° LES LÉSIONS EXTÉRIEURES.

Les lésions de la surface du corps ont consisté en combustion des poils, en brûlures superficielles et en contusions de
formes diverses.

1° *Corps de Pagès.* Brûlure des cheveux, des sourcils,
des cils, de la moustache, de l'impériale sous le menton;
brûlures des poils des deux côtés de la face, mais beaucoup
plus étendue à gauche qu'à droite; l'extrémité libre des poils
est brûlée, sans épilation.

Petite brûlure au-dessous du sourcil gauche; brûlures dis-
séminées sur la face, sous forme de points jaunâtres où l'épiderme est enlevé et desséché; cautérisation ponctuée, beaucoup plus à gauche qu'à droite.

Vaste brûlure sur la moitié gauche du cou, 12 centimètres
de long sur 5 de large, derme desséché et jaunâtre, épiderme enlevé; cette plaque de peau a été conservée, elle présente aussi de ces cautérisations ponctuées.

Plusieurs plaques parcheminées sur l'épaule gauche.

Sur le bras gauche, au niveau de l'empreinte deltoïdienne,
une brûlure presque aussi étendue que celle du cou. A la face
interne du même bras, plusieurs brûlures parcheminées de diverses grandeurs. L'ensemble de ces lésions forme comme un

large sillon, qui contourne l'épaule, descend le long du bras gauche jusqu'au coude; ces plaques sont sèches et brunâtres.

L'incision montre que les brûlures ne dépassent pas le derme, qui s'est desséché par suite de l'excoriation autant que par le fait de la brûlure.

Quelques points brûlés au pourtour du mamelon.

Le scrotum présente un état parcheminé dans toute sa partie inférieure, sans brûlure des poils.

A la plante du pied gauche, on remarque une saillie épidermique jaunâtre, qui semble provenir d'un durillon ancien.

Un sang liquide s'écoule abondamment de l'oreille gauche. Nous avons constaté ensuite la rupture de la membrane du tympan.

2° *Corps de Tournié.* Les lésions présentées par l'extérieur sont de même nature, mais moins étendues,

Les cheveux, les sourcils, les cils, la moustache sont brûlés des deux côtés, mais beaucoup plus à droite qu'à gauche, surtout les cheveux.

L'oreille droite présente, à l'entrée du conduit auditif, une brûlure de 2 centimètres sur 2 1/2, plaque jaunâtre et parcheminée; le lobule de l'oreille est aussi brûlé; il ne s'est pas écoulé de sang par les oreilles.

La joue droite est parsemée de brûlures ponctuées. Ces cautérisations se présentent sur le côté droit du cou avec une légère érosion de l'épiderme.

Le scrotum est desséché, rougeâtre par places, sans brûlure des poils. La jambe droite offre des plaques desséchées de 1 centimètre de diamètre; cinq plaques de ce genre occupent le côté externe du pied droit.

La plante du pied droit présente une lésion remarquable : c'est une large phlyctène bleuâtre, occupant sous les orteils toute la largeur du pied; quand on incise l'épiderme, il s'en écoule une sérosité rougeâtre très-abondante. Le pourtour de cette phlyctène n'est pas rouge; la sérosité est fortement teinte de sang.

Les deux victimes offrent des lésions identiques et de haut en bas, la première sur le côté gauche, la seconde sur le côté droit du corps; ce sont les brûlures des poils et des brûlures superficielles sous forme de plaques et de cautérisations ponctuées. Tous les deux ont le scrotum parcheminé.

Il existe, comme différence, le sang dans l'oreille et la rupture de la membrane du tympan chez le premier, une large phlyctène séro-sanguinolente à la plante du pied, chez le second.

Le militaire qui a survécu présentait des lésions analogues, mais la brûlure avait chez lui la forme d'un sillon, qui embrassait la partie postérieure et moyenne du corps; il existait en outre deux contusions sans brûlures.

Ce qui est remarquable, c'est l'identité des lésions extérieures chez les trois individus foudroyés; les brûlures étaient superficielles; l'épiderme, les poils et les vêtements en étaient le siége.

7° LÉSIONS INTERNES; GENRE DE MORT.

L'autopsie cadavérique a été faite avec le concours de MM. les docteurs Bouchard, Lereboullet et Beaunis, et de M. Tixier, interne.

On n'a pas constaté de lésion mécanique pouvant expliquer la mort; les caractères anatomiques ont été, avec des degrés différents, ceux qui appartiennent à l'asphyxie.

Ouverture du corps de Pagès. 1° C'est un homme de 30 ans, faisant son second congé, maladif, au régiment depuis le 18 mai seulement, ayant été assez souvent à l'infirmerie pour des bronchites et diverses indispositions; il n'a pas eu d'otorrhée ni d'autres affections de l'oreille. Pagès est mort sur le coup; il y a eu, au dernier moment, relâchement des sphincters avec émission de matières fécales et d'urine; le méat urinaire présente des traces de liquide, sans zoospermes.

2° Le 14 juillet, à 9 1/2 heures du matin, 14 1/2 heures après la mort, la rigidité cadavérique est générale et prononcée; les lividités cadavériques sont très-fortes aux parties postérieures et latérales du corps; 21 heures après la mort, la rigidité existe toujours, et l'état extérieur du corps n'a pas changé.

3° La face est cyanosée, les cornées sont troubles; l'iris est médiocrement dilaté, de 4 millimètres environ.

4° Un sang noir et liquide s'écoule par l'oreille gauche. M. Bouchard a fait la préparation du rocher. Nous avons constaté la rupture complète de la membrane du tympan; cette déchirure est récente, irrégulière, sans brûlures, avec déplacement du marteau, dont le manche est relevé, et avec refoulement des fragments en dedans vers l'oreille moyenne. Le rocher ne présentait en même temps aucune trace de fracture. Ces caractères nous ont porté à penser que la déchirure du tympan n'était pas le résultat de l'action directe de la foudre, mais qu'elle devait provenir du choc de l'air, occasionné par la détonation, comme on l'observe parfois à la suite de décharges d'artillerie.

5° La surface du corps présentait les brûlures décrites plus haut; pas d'ecchymoses sous les brûlures ni de phlyctènes autour.

6° Le crâne est intact; le sang s'écoule en abondance de la section du cuir chevelu, des sinus et des vaisseaux cérébraux. Le cerveau est assez congestionné; on n'y observe aucune trace de rupture ni de déchirure, ni aucune hémorrhagie; la moelle allongée est aussi exempte de lésion; les organes ont leur densité habituelle. M. Bouchard a procédé à l'examen microscopique de portions de cerveau et de moelle allongée; il n'a constaté aucune lésion de structure.

7° Les poumons offrent un état de congestion assez prononcée; ils sont brunâtres, même à leur partie antérieure; on n'y observe pas d'emphysème; ils sont plutôt affaissés. Nous avons trouvé à la surface de ces organes quelques grains brunâtres et durs, que l'examen microscopique a fait reconnaître pour d'anciens amas de pigment, sans traces des cristaux qui appartiennent à la matière colorante du sang.

8° Le péricarde est parsemé de taches laiteuses anciennes; le cœur est un peu rigide; le sang est d'un rouge brun foncé, liquide, sans aucune trace de caillots; il est un peu spumeux dans les cavités droites.

9° La rate et le foie n'offrent rien de particulier; le foie est médiocrement congestionné; la vessie est presque vide; les reins présentent de nombreux calculs d'acide urique; les bassinets contiennent une matière purulente; on observe aussi diverses traces d'altération chronique de ces organes.

En résumé, point de lésion mécanique expliquant la mort, une congestion du cerveau et du poumon, la liquidité du sang, tels sont les principaux faits qui, dans ce premier cas, se rattachent au genre de mort.

Autopsie de Tournié. Cet homme, âgé de 21 ans, était robuste et bien constitué; il a survécu quelques instants au coup de foudre, quelques minutes, dix au plus; il n'a donné aucun signe de connaissance.

La rigidité cadavérique est générale et assez prononcée; elle existait déjà 14 1/2 heures après la mort; les lividités de la partie postérieure du corps sont très-marquées.

La face est cyanosée, les yeux sont injectés, les pupilles sont inégalement dilatées, l'une de 8, l'autre de 5 millimètres.

On constate les brûlures mentionnées plus haut.

Le crâne est intact; les sinus cérébraux et les veines de la pie-mère sont gorgés de sang liquide; il s'en écoule par toutes les sections une quantité considérable. Le cerveau et la moelle allongée ne présentent aucune trace d'hémorrhagie, de rupture ou de ramollissement.

Le cœur n'est pas flasque; il contient une grande quantité de sang liquide, d'un rouge foncé, sans aucune trace de caillot.

Les poumons sont le siège d'une congestion sanguine beaucoup plus prononcée que dans le cas précédent; ils sont d'un rouge foncé et gorgés de sang; il y a quelques bulles d'écume dans les bronches.

Le foie, la rate et l'estomac n'offrent rien de particulier; les reins sont congestionnés; la vessie est presque vide.

Comme dans le cas précédent, absence de lésion mécanique expliquant la mort, liquidité du sang, congestion du poumon et du cerveau beaucoup plus intense que chez la première victime, telles sont les lésions internes; ici la vie ne s'était pas éteinte immédiatement, et les phénomènes anatomiques de l'asphyxie avaient eu le temps de se produire d'une manière plus caractéristique.

Quel a été le mécanisme de la mort dans les deux cas? Il est de toute évidence que l'extérieur du corps n'avait pas seul subi l'action de la foudre, et que le fluide avait dû traverser le système nerveux pour anéantir aussi subitement ses fonctions. Mais les preuves anatomiques du passage du courant électrique à travers le cerveau et la moelle allongée nous ont fait défaut. Cette absence de traces sur les organes internes a été souvent signalée. Dans des expériences faites sur des animaux foudroyés au moyen d'une puissante bobine, nous n'avons pas trouvé de déchirure de cerveau. Mais on ne peut douter qu'une lésion fonctionnelle aussi profonde et aussi subite ne s'accompagne d'un désordre matériel. Il est probable qu'on trouvera un jour dans le système nerveux la trace de l'impression qu'il a subie. On affirme avoir déjà constaté au microscope des déchirures de tubes nerveux, dans des cas où l'examen ordinaire n'avait rien reconnu.

Une paralysie instantanée du cerveau et de la moelle allongée, entraînant l'asphyxie et une syncope plus ou moins rapide, tel est sans doute le genre de mort. La liquidité du sang a existé dans les deux cas, ainsi que la congestion cérébrale et pulmonaire, mais les signes de l'asphyxie étaient beaucoup plus prononcés chez l'homme dont la mort n'a pas été immédiate.

8° TRAJET DE LA FOUDRE.

On peut maintenant apprécier pour les trois victimes la direction qu'a suivie la foudre. Les deux premières ont été frappées de haut en bas; la troisième, qui a survécu, a reçu un choc latéral.

Pour Pagès, la foudre, traversant les feuilles de l'arbre, a frappé le schako et a suivi tout le côté gauche du corps; elle a brûlé les cheveux et les poils de la face, la peau de la joue, du cou, du bras et de la poitrine à gauche, brûlant et déchirant les vêtements par places; puis elle a rencontré le fourreau du sabre, qu'elle a suivi, en y laissant des traces nombreuses de fusion; à dater de ce moment, la peau n'a plus été lésée, et le fluide a été se perdre dans le sol, au pied de l'arbre.

Tournié, dont le schako présente de si étranges lésions, a aussi été frappé à la tête; les cheveux et les poils de la face ont été brûlés, mais ici les lésions principales se sont produites à droite. Le fluide a suivi le corps de haut en bas; l'oreille, la joue, le cou, le membre inférieur droit ont été superficiellement brûlés; de ce côté, le fluide, ne rencontrant pas de corps métallique, a continué son trajet le long de la jambe, jusque dans la chaussure; ainsi s'expliquent les brûlures latérales et la phlyctène de la plante du pied, avec la brûlure et la déchirure du soulier droit, dont quinze clous ont été arrachés.

Il paraît cependant qu'une partie du courant a aussi passé à gauche, mais sans brûler la peau, et qu'il a rejoint le fourreau de sabre; cette portion du fluide a laissé sur le fourreau quelques traces de fusion, moindres que chez Pagès; mais elle a donné à ce corps métallique, et à un haut degré, les propriétés d'un aimant.

Le caporal Vernière, qui a survécu, a été frappé latéralement, et a reçu le choc à la partie inférieure du tronc, ce qui l'a sauvé. En effet, il n'a pas été foudroyé par la tête; les cheveux et les poils n'offrent aucune vestige de brûlure, et le haut du corps est exempt de lésion. Placé à l'extrémité du banc, à la gauche de son camarade, il avait contre son côté droit le côté gauche de celui-ci et par conséquent le fourreau de son sabre. Le caporal avait un couteau dans la poche droite de son pantalon; l'étincelle a passé du fourreau à ce couteau presque contigu; elle a laissé sur le manche de cuivre deux traces de fusion, et elle a rendu la lame fortement magnétique; frappant ainsi le couteau et la cuisse contre laquelle il était appliqué, ce choc violent a produit deux contusions. Le fluide a ensuite longé la partie postérieure du tronc, qu'il a sillonné d'une longue brûlure; il a ainsi été retrouver à gauche le fourreau du sabre par lequel il s'est écoulé, déchirant encore la chaussure du pied gauche, avant de se perdre dans le sol. L'acier du fourreau est fondu en quelques points.

L'innocuité de la fulguration s'explique pour Vernière par ce que la tête et le rachis ont été épargnés, et que la foudre n'a fait que contourner la partie inférieure du tronc.

Un fait à noter, c'est l'état parcheminé du scrotum chez les deux victimes et les douleurs éprouvées dans cette région chez l'homme qui a survécu; les trois hommes étant assis l'un à côté de l'autre, on peut supposer qu'un courant qui passait par le banc aura touché ces organes.

9° FAITS PARTICULIERS.

1° La rigidité cadavérique a existé dans les deux cas; on sait que l'existence de ce phénomène a été contestée chez les foudroyés. La rigidité était déjà très-prononcée 14 heures après la mort : 22 heures après la mort, elle persistait, et on n'observait pas d'indice de putréfacion autre qu'une tache bleue à une des aines et un commencement d'état spumeux du sang chez l'une des victimes.

2° La réaction du muscle était acide, comme dans les cas

habituels de rigidité; M. Hepp a constaté que cette réaction était prononcée et se produisait rapidement.

3° Le sang était liquide chez les deux décédés; examiné au microscope, il ne présentait pas d'altération de globules autre que celle que l'on observe habituellement une vingtaine d'heures après la mort; les globules n'étaient plus en pile, plusieurs commençaient à se déformer. Le sang ne contenait aucune trace de cristaux d'hémoglobuline. Ce fait a été constaté par MM. Cailliot, Lereboullet, Ritter. Examiné au spectroscope par M. Ritter, il a présenté les raies normales. Nous n'avons donc reconnu aucune altération particulière de ce liquide; la liquidité reste le seul fait important.

4° Les spermatozoaires pris chez les deux sujets dans les canaux déférents étaient immobiles; il est vrai que cette constatation a été faite 24 heures après la mort.

10° AUTRE CAS DE FULGURATION NON SUIVIE DE MORT.

Nous avons recueilli, avec M. le docteur Aronssohn père, l'observation suivante, qui fait connaître certains effets de la foudre sur le système nerveux.

Le 13 juillet 1857, un violent orage éclate sur le chemin de fer de Paris à Strasbourg, près de la station de Vendenheim. La foudre entre dans le cabinet du télégraphe électrique et fond une partie de l'appareil qui sert de paratonnerre. Le fluide suit le fil télégraphique qui passe au-dessus de la porte d'une maison de garde. Un employé se trouvait debout sous cette porte, à une petite distance du fil; il est abattu par la foudre et tombe presque sans connaissance, mais il se relève aussitôt, sans avoir éprouvé aucun mal; il se remet rapidement.

Un garde-voie, N..., âgé de 40 ans, domicilié à Hœnheim, se trouvait au même moment sur les rails; la pluie commence, il court pour se mettre à l'abri sous le pont viaduc situé près de Mundolsheim; il y arrive au commencement de l'orage et il se tient debout contre le mur, sur le bord de la voie. Le fil télégraphique passe sous le viaduc et se trouve sous la voûte à peu près à hauteur d'homme. La tête du garde était à une petite distance du fil. Tout à coup, sans avoir entendu autre chose que le roulement d'un tonnerre lointain, l'ouvrier est abattu et précipité sans connaissance sur la voie, la tête contre les rails. Il ignore combien de temps il est resté dans cette situation; bientôt une lueur d'intelligence lui revient; il sait qu'il est couché contre les rails, il se rappelle qu'un convoi va bientôt passer; il comprend sa situation, mais il se trouve dans l'impossibilité absolue de faire aucun mouvement. Un peu plus tard il parvient à éloigner sa tête du rail. Il entend ensuite des pas; des employés s'approchent de lui et le relèvent. On le transporte dans une maison voisine, où la connaissance lui revient entièrement; mais il se trouve dans l'impossibilité absolue de faire aucun mouvement et il éprouve de vives douleurs dans les extrémités.

L'accident a eu lieu à 7 heures du matin; nous voyons le malade avec M. le docteur Aronssohn, à 4 heures du soir. La connaissance est entièrement revenue; la parole est facile, quoique un peu lente. Le malade éprouve une assez forte douleur dans la nuque, dans les bras et dans les jambes. Les douleurs des extrémités sont accompagnées de contractures et de crampes. Les muscles sont habituellement durs, douloureux au toucher, et, par intervalles, des crampes plus aiguës viennent augmenter la douleur. La peau est également atteinte d'un éréthisme douloureux.

Les bras sont le siége de douleurs beaucoup plus vives que les jambes; la souffrance est surtout aiguë dans les doigts et à leur pointe; le malade peut mouvoir les jambes, il peut même se tenir debout; il urine pour la première fois, neuf heures après l'accident. La marche est difficile et douloureuse. Les mouvements des bras sont presque impossibles; ils sont empêchés, non par la paralysie, mais par la contracture douloureuse des muscles. Les deux mains paraissent aussi malades l'une que l'autre.

On n'a trouvé aucune trace de brûlures ni sur le corps ni sur les vêtements, aucun vestige de lésion matérielle produite par la foudre.

Il semble que le fluide ait frappé cet homme à la nuque et se soit ensuite écoulé dans le sol en traversant les membres. Il tenait à la main l'instrument en fer à l'aide duquel on nettoie les rails; cette circonstance a sans doute appelé vers les mains une plus grande quantité de fluide et a rendu plus grave la lésion des extrémités supérieures.

Le traitement a consisté en frictions vinaigrées sur le corps;

on a appliqué sur les membres une peau de lapin; on a administré une potion antispasmodique et le lendemain un purgatif salin. L'amélioration était déjà manifeste; mais la contracture douloureuse des membres persistait, quoique à un degré moindre.

Le sommeil a été tranquille, non troublé par des rêves; mais, par intervalles, le malade a éprouvé des secousses musculaires. L'intelligence est restée intacte; il n'y a pas eu de sentiment de terreur.

En quelques jours, l'amélioration a été rapide. La guérison a commencé par les extrémités inférieures. N... a pu marcher, mais il a éprouvé assez longtemps de la gêne dans les mouvements des bras; puis il s'est remis complétement.

Dans ce cas, comme on l'observe d'habitude, le retour de la connaissance a précédé le rétablissement de la motilité; l'homme, revenu à lui, a pu comprendre l'étendue du péril, mais il n'avait pas la faculté de s'y soustraire; il savait qu'un train de chemin de fer allait passer sur les rails où il était étendu, mais il se trouvait dans l'impossibilité absolue de faire les mouvements nécessaires pour éviter la mort.

Nous avons trouvé, dans le *Salut public* de Lyon, le récit d'un fait analogue :

Le 13 août 1867, vers 5 heures du matin, la foudre a éclaté dans des circonstances singulières à la gare de Verrey (Côte-d'Or). Un nuage orageux venait de passer; il était déjà éloigné de plusieurs kilomètres, et le ciel, au-dessus de la station, était serein, quand tout à coup la gare avec ses environs parut toute en feu, en même temps qu'une détonation violente, sèche et de courte durée se faisait entendre.

La foudre était en effet tombée, mais à 3 1/2 kilomètres au sud-est de Verrey, sur l'un des poteaux télégraphiques qui bordent la voie droite du chemin de fer; elle suivit les fils métalliques, conducteurs excellents mis à sa portée. Elle se propage aux trois fils composant la ligne télégraphique; elle les suit en deux sens, dans leur direction sur Marseille et dans leur direction sur Paris, renverse, brise de part et d'autre sur son passage et poteaux et capotes isolantes en porcelaine, gagne d'un côté jusqu'en face du village de Turcey, où elle s'épuise en décharges partielles, parvient de l'autre jusqu'à Verrey, et là, aux abords mêmes de la gare, éclate brusquement.

A l'entrée de la gare de Verrey se trouve une guérite de garde, en haut de laquelle s'élève un tuyau de poêle dont l'extrémité corrodée, hérissée de saillies pointues et favorables à la recomposition des électricités, n'est distante des fils télégraphiques que de 25 à 30 centimètres.

Dans cette loge étroite étaient réunis six poseurs; l'un d'eux avait pris le poêle pour siége, et, le dos appuyé au tuyau de tôle, fumait sa pipe avec quiétude. Soudain il est lancé à gauche, son siége est renversé à droite; entre eux une boule de feu a jailli, éclatant avec fracas, inondant la guérite d'un flot de lumière; les cendres du foyer sont répandues, une odeur de soufre s'exhale. Les poseurs sont attérés et suffoqués, mais bientôt ils reviennent à eux; aucune lésion grave n'a été occasionnée par cette décharge.

11° EXPÉRIENCES SUR LES ANIMAUX.

Nous avons fait avec M. le professeur Bertin, le 2 mars 1866, un certain nombre d'expériences ayant pour but d'étudier les effets de la foudre sur les animaux.

M. Bertin a d'abord reproduit la plupart des effets mécaniques et calorifiques de la foudre.

L'électricité a été fournie dans toutes ces expériences par une bobine de Rumkorff de très-grande dimension, à laquelle on a associé deux fortes batteries.

Dans la première série d'expériences on n'a employé que la bobine sans batteries. L'appareil fournissait des étincelles de plusieurs décimètres de longueur et d'une remarquable puissance.

Les deux pôles de la machine étant éloignés de 10 centimètres à peu près, l'étincelle perfore une lame de papier placée à égale distance du pôle positif et du pôle négatif. Ces deux derniers points ayant été rapprochés, le papier prend feu à la première étincelle. Des copeaux s'enflamment avec la même facilité.

Au moyen d'une charge en cascade, on enlève l'atmosphère lumineuse de l'étincelle, qui perd ainsi ses propriétés calorifiques. Une feuille de papier placée entre les pôles ne s'enflamme pas, quoique la distance qui les sépare soit très-courte. L'étincelle, d'un blanc bleuâtre, est formée par deux lignes lumineuses séparées par un espace obscur.

On reproduit quelques-unes de ces images photographiques qui, se formant sur les corps, deviennent une des traces les plus irrécusables de la foudre. Une médaille de plâtre recouverte de plombagine est placée sur une feuille de papier entre les pôles. Une seule étincelle suffit pour reproduire l'inscription de la médaille sur le papier.

L'électricité peut laisser sur les corps mauvais conducteurs des empreintes invisibles. Mais il suffit que l'on recouvre ensuite ce corps de poudres qui soient attirées par l'électricité pour que l'image apparaisse.

Toute la chaleur réside dans l'atmosphère lumineuse; de plus, elle occupe principalement l'un des pôles. Si l'on place à chaque pôle un fil métallique et qu'on ne laisse qu'un petit intervalle entre eux, celui du pôle négatif se fond avant que l'autre soit devenu rouge.

L'étincelle perce une lame de verre de 3 centimètres d'épaisseur. Comme le verre est très-mauvais conducteur, on doit faire arriver le courant dans un tube isolé au moyen de la résine et adhérent parfaitement à la plaque de verre. Celle-ci est aussitôt percée en cinq points convergents à la face supérieure et divergents à la face inférieure.

Dans la deuxième série d'expériences, M. Bertin emploie les deux batteries, qu'il charge au moyen de la bobine de Rumkorff.

Un *morceau de bois* de 2 centimètres de longueur est placé entre les deux tiges de l'excitateur. Lors du passage de l'étincelle, des fragments sont projetés à 1 ou 2 mètres de l'appareil. Les fragments réunis laissent à leur centre un conduit rectiligne, semblable à celui qu'aurait produit une vrille. Le bois répand une forte odeur d'ozone.

Un fil de fer remplace le morceau de bois. A la première étincelle, il rougit; à la deuxième, il entre en fusion et est projeté sous forme de pluie de feu.

Au passage de l'étincelle, une feuille d'étain se fond, et il se dégage une fumée blanche d'oxyde de ce métal. Un fil de platine disparaît au passage de l'étincelle. Ces corps se déposent sous forme de taches sur les corps mauvais conducteurs. Un galon d'or réunit les deux pôles de l'excitateur et est placé sur une feuille de papier. Au passage de l'étincelle, l'or disparaît et laisse une ligne noire sur le papier. Même résultat avec un galon d'argent. Une feuille d'or volatilisée dépose sur une feuille de papier, autour de découpures, l'image qu'elles représentaient.

Ces diverses expériences reproduisent les brûlures, les déchirures de formes variées, les fusions métalliques et les empreintes qui caractérisent l'action de la foudre et montrent que suivant les cas les effets mécaniques ou calorifiques peuvent prédominer.

Nous avons ensuite examiné les effets de cette puissante étincelle sur quelques animaux.

Poissons. Un premier poisson est placé dans un vase renfermant de l'eau. Les deux pôles de la bobine y aboutissent. On fait passer dans le liquide 30 à 40 étincelles. Le poisson nage d'abord avec une grande rapidité autour du vase. Puis il se ralentit, et au bout de dix secondes reste en place dans un état de mort apparente, qui dure à peu près une minute. Au bout de ce laps de temps, il recommence à nager.

Un deuxième poisson est placé dans un vase plein d'eau qui communique avec la batterie. A la première étincelle, raideur tétanique. Deuxième décharge, tremblements convulsifs, puis de nouveau raideur tétanique. A la troisième, rien de nouveau. Quelques minutes après, il nage.

Le troisième poisson est soumis à sec à la décharge électrique. A la première étincelle, raideur, tremblements, inspirations pénibles et accélérées. Remis à l'eau, il nage.

Lapins. Trois étincelles sont dirigées sur la tête d'un lapin; aussitôt inspirations spasmodiques, raideur tétanique, opisthotonos; défécation et émission d'urines. La mort survient au bout d'une minute. La raideur ne persiste pas après la mort. Les pupilles sont également dilatées.

Le poil est enlevé à la région précordiale, et une forte étincelle se dirige *sur le cœur* d'un autre lapin. Violent effort de l'animal, secousses et saut.

A une seconde étincelle, trismus, la mâchoire inférieure est fortement contractée. La langue fait saillie en dehors de la bouche, opisthotonos, défécation.

Troisième décharge sur la tête : la respiration devient de plus en plus pénible; la mâchoire n'est plus contractée.

Quatrième décharge sur la tête : nouvelle attaque de tétanos généralisé.

Cinquième décharge sur la tête : convulsions dans les extrémités postérieures, agitées par des mouvements continuels.

Sixième (l'étincelle passe par l'oreille), septième et huitième décharge sur la tête : affaissement; inspirations très-lentes; nouvelle défécation ; mort.

Cinq minutes et quinze secondes se sont écoulées depuis la première décharge jusqu'à la mort.

Après la mort, la raideur a disparu; les pupilles sont également dilatées; odeur d'ozone très-forte.

Pigeon. Dès la première décharge, le pigeon devient raide, insensible. La pupille droite est dilatée; la gauche (plus rapproché du point par où a passé l'étincelle) est contractée inégalement; chute de la paupière supérieure; la vie persiste; opisthotonos; le cou est ramené sur le dos.

A la deuxième décharge, même état; à la troisième, affaissement; l'animal succombe.

L'agonie a duré une minute et quarante-cinq secondes. La raideur tétanique persiste après la mort.

Ces observations montrent la force de résistance que présentent même de petits animaux à l'action de l'électricité; il a fallu des décharges répétées, provenant d'une machine d'une puissance exceptionnelle, pour occasionner la mort. Les principaux symptômes ont été les contractions et les mouvements convulsifs, puis un affaissement général et la gêne de la respiration. Il semble qu'une étincelle plus énergique encore soit nécessaire pour amener une paralysie immédiate.

Caractères anatomiques. Nous avons procédé, le 3 mars, vingt-deux heures après les expériences, à l'ouverture des animaux foudroyés. La rigidité cadavérique existait encore chez les lapins, mais elle était faible. Le pigeon était souple; pas de signes de putréfaction.

Premier lapin, tué par les décharges sur la tête. Pas de fracture du crâne, pas d'ouverture visible à cette région; pas de brûlure des poils. Le cerveau n'est pas congestionné; pas d'épanchement de sang. Le cœur est volumineux; sa moitié droite contient un sang brunâtre, en partie liquide, en partie coagulé; les caillots sont assez adhérents. L'oreillette gauche renferme aussi des caillots volumineux, se prolongeant dans les veines pulmonaires; caillots dans le ventricule gauche. Poumons rosés. Bronches fortement injectées; phénomènes d'hypostase très-prononcés; des bulles d'air à la surface du poumon.

Deuxième lapin, qui a reçu deux décharges sur la poitrine. Rien sur la peau de cette région, pas de lésion sous-cutanée, pas de fracture de côtes. Le crâne, sur lequel des étincelles ont aussi été dirigées, est exempt de fracture. Rien à la surface du cerveau, un peu plus pâle que chez l'autre, non injecté. Pas de déchirure ni d'hémorrhagie. Cœur distendu par du sang. Le côté droit renferme un caillot noirâtre assez volumineux et un peu de sang liquide. Le côté gauche en contient moins, mais le sang y est plus coagulé qu'à droite. Poumon et trachée rosés, fortement injectés. Le poumon gauche est plus congestionné que le droit.

Pigeon. Pas de lésion au crâne; sur le côté droit, petite trace rouge sous les téguments; pas de congestion du cerveau, pas d'épanchement de sang ni de déchirure de cet organe.

Absence de lésions mécaniques appréciables, point de fracture du crâne, point de déchirure des tissus, tel était le fait principal qui ressortait de ces expériences; ces animaux avaient cependant succombé en 1 m., 1 m. 45″ et 5 m. 15″, à l'action de puissantes étincelles. Le cerveau n'était pas injecté; on observait une assez forte congestion pulmonaire. Le sang était en grande partie coagulé.

12° RÉSUMÉ ET CONCLUSIONS.

L'accident occasionné par la foudre, le 13 juillet 1869, vers sept heures du soir, au pont de Kehl, près de Strasbourg, a présenté les particularités suivantes :

1° L'orage qui a porté la foudre était presque sec; quelques gouttes de pluies tombaient à peine au moment de la fulguration; l'orage total n'a fourni que 1^{mm},01 d'eau.

2° Un marronnier d'une médiocre élévation a été foudroyé au voisinage d'un édifice portant un paratonnerre, près d'un fleuve et des grandes masses métalliques d'un pont de chemin de fer.

Une distance de 61 mètres pour le paratonnerre, de 54 mètres pour le fleuve, de 160 mètres pour le pont de fer n'ont pas suffi pour détourner le péril.

3° Rien n'explique la prédilection de la foudre pour cet

arbre, semblable à ceux de la même rangée, si ce n'est la présence des trois militaires assis au-dessous et portant des objets métalliques.

4° Quelques personnes éloignées, sur les deux rives du Rhin, et un chien qui accompagnait l'une d'elles, sont tombés au moment du coup, et ont sans doute éprouvé les effets d'un choc en retour.

5° La foudre est tombée de haut en bas sous forme de sillon lumineux; elle a effleuré l'arbre, laissant de faibles traces aux feuilles et au pied du tronc; tous ses effets ont porté sur les hommes.

6° Les trois militaires, assis sur un banc placé sous l'arbre, ont été renversés en même temps; l'un est mort sur le coup, le second au bout de quelques minutes, le troisième a survécu.

7° Le survivant, revenu à lui, n'avait aucune idée de ce qui s'était passé, il ne savait pas qu'il avait été foudroyé; il a éprouvé quelques accidents nerveux, insomnie, bourdonnements d'oreille, trouble de la vue, douleurs dans les membres et au scrotum, phénomènes qui n'ont pas offert de gravité, mais qui ont eu une durée assez persistante.

8° Les vêtements des hommes foudroyés offrent deux espèces de lésions, des brûlures et des déchirures; parmi ces dernières, les unes sont accompagnées de brûlures; les autres ne sont que des trous irréguliers, sans carbonisation de leurs bords; on observe en outre quelques sillons formés par la brûlure superficielle de l'étoffe.

9° Les corps n'ont pas présenté d'images photographiques.

10° Les lésions apparentes produites par la foudre étaient toutes cutanées, extérieures et superficielles; elles consistaient en brûlures, avec érosion et dessiccation de l'épiderme et dessèchement du derme, au delà duquel la lésion ne pénétrait pas. Ces brûlures se présentaient sous trois formes bien distinctes; elles étaient ou ponctuées, ou étendues en plaques, ou allongées en sillon. Les deux formes vraiment caractéristiques étaient la cautérisation ponctuée et celle en sillon. Une seule phlyctène existait; elle était très-large et remplie de sérosité rougeâtre; elle occupait la face plantaire du pied, correspondant à la semelle, dont les clous avaient été arrachés.

11° La brûlure des cheveux, des sourcils, des cils, de la

moustache et de la barbe se présente chez les deux hommes qui ont succombé; elle occupait l'extrémité des poils, sans avoir produit d'épilation.

12° La membrane du tympan a été brisée chez l'une des victimes, sans doute par suite du refoulement de l'air au moment de la détonation.

13° Les objets en métal portés par les victimes : cocardes, plaques de schako, boutons, fourreaux des sabres, couteau, clous d'un soulier, présentaient des traces de l'action de la foudre; les fourreaux de sabre notamment ont influé sur sa direction.

Il y a eu des fusions partielles de cuivre et d'acier. Un fourreau de sabre en tôle-acier et un couteau ont été fortement aimantés, conservant encore à un haut degré le 17 juillet cette propriété constatée à l'aide de la boussole.

14° La foudre a frappé de haut en bas les deux hommes qui ont succombé, déchirant le schako, perçant la visière, brûlant les cheveux, les poils de la face. Chez l'un, le fluide a longé tout le côté gauche du corps et est sorti par le fourreau du sabre ; chez l'autre, elle a sillonné le côté droit et a traversé la chaussure, dont une quinzaine de clous ont été arrachés.

Le survivant a été frappé latéralement à la partie inférieure du tronc; un courant, s'échappant à gauche du fourreau de sabre du second foudroyé, s'est porté sur le couteau placé dans la poche droite du voisin, a frappé celui-ci à la cuisse; puis, traçant un long sillon à la partie inférieure du dos, a été rejoindre de l'autre côté du corps le fourreau métallique qui porte des traces de fusion, et par lequel le fluide s'est échappé.

Les trois hommes assis sur le même banc présentaient une lésion du scrotum.

15° Aucune lésion mécanique n'expliquait la mort; on n'a pas trouvé de fracture du crâne ni de déchirure du cerveau; les caractères anatomiques étaient ceux de l'asphyxie, beaucoup plus prononcés chez l'homme qui avait survécu quelques minutes que chez celui qui était mort instantanément.

16° La rigidité cadavérique a été prompte et générale; les muscles raidis avaient la réaction acide habituelle.

17° Le sang était liquide, brunâtre et sans caillot; il ne présentait pas de cristaux d'hémoglobuline ni de déformation des globules autre que celle qui correspondait à l'époque de la mort; le spectroscope montrait les raies normales; les zoospermes étaient immobiles.

Si l'on avait découvert ces cadavres sans aucun commémoratif, on n'eût pas eu de peine à reconnaître que la mort avait eu lieu par fulguration; les preuves résultaient des déchirures et des brûlures des vêtements, des fusions métalliques, des brûlures ponctuées et en sillon à la surface du corps. Ce fait montre, au point de vue de l'hygiène, qu'un paratonnerre, un cours d'eau, un édifice élevé, une grande masse de métal ne préservent qu'à une courte distance, et que même au voisinage de ces objets le séjour sous un arbre et le port d'objets métalliques, pendant un orage, entraînent un grave péril. Ces tristes événements ont toujours eu le privilége d'attirer l'attention; malgré de bien nombreuses recherches, la science n'a pas encore dit son dernier mot sur l'action de la foudre; dans chaque cas nouveau une exploration détaillée est nécessaire et peut conduire à des résultats utiles.

Strasbourg, typographie de G. Silbermann.

9 782016 195215